新しい手洗いのために

TOLTA

素粒社

はじめに――なぜ「新しい手洗い」なのか

この本に書かれているのは「手洗い」つまり手を洗う行為についての叙事詩です。叙事詩とは一般的に出来事について語る詩とされていますが、実際にはたとえばインドの偉大な叙事詩「マハーバーラタ」にみられるように、物語や歴史や思想のような人間が考えたさまざまな事柄を詩の言葉で表したものをいいます。つまりこの本には、詩の言葉で、手洗いについてのさまざまな事象や、手の洗い方、歴史、物語が書かれています。

もっとも「手を洗う」とは歴史的な出来事ではありません。多くの人にとっては、これまで特に注意をひくこともない、ありふれた日常の行為にすぎなかったでしょう。しかし2020年から現在も続いているパンデミックは多くのことを変えました。

２０２０年1月以来、世界史に残る全人類的出来事となった新型コロナウイルス感染症は私たちの生活を大きく変えました。２０２０年4月から5月にかけて発令された緊急事態宣言の頃から、たくさんの人が仕事や生活のありかたを変えざるをえなくなりましたが、その後、この感染症に適応した「新しい生活」を呼びかける言葉をそこかしこで見かけるようになりました。

移動の自粛、在宅ワークの推進、三密（密集、密接、密閉）を避ける環境をつくる、大勢が密集する場所ではできるだけ話をしない、大声を出さない。会食は少人数で、話をするときはマスクをつける。不特定多数の人に会う場所でもマスクをつけ、触ったものは消毒をする。

感染症に対応するためにさまざまな方策がとられましたが、同時に積み重なるのは経済や文化への負の影響です。音楽フェスティバルや演劇、芸術祭、スポーツイベントなど、人と人が直接顔をあわせ、空間を共有することが前提となる祝祭が、長期にわたり中止や延期となりました。再開されても、いまだに感染症の影響下にある現在は、それ以前と同じように実施することはできません。

家の中から、パソコンやスマートフォンの画面を通じて外の世界と向きあう時間が否応なく増えました。外出の際にマスクを装着するといったすぐ目に見える変化と、個人の内心にも関係する変化——手指の消毒液を生活必需品に加えるといった些細なことから、失業などで収入や身分を失うといった一大事まで——が並行して起きました。

これらの変化は新型コロナウイルスによって起きたものです。とはいえこれらの変化は同時に、2020年の日本にすでにあった仕組みをあらわにするものでもありました。

私たちの暮らし——会社や学校や家庭や趣味の暮らし、そこには元々、うまく機能していなかった事柄があります。逆にとてもうまく働いて、私たちを豊かに、幸福にしていた事柄もあります。普通の状況では、人はなかなか自分の生活をとりまく仕組みに気づきません。生きるとは多かれ少なかれ、おかれた環境に適応し慣れてしまうことだからです。豊かさにも貧しさにも便利さにも不便さにも私たちはすぐに適応し、自分がどんな仕組みによって生きているのか、生かされているのかに鈍感になります。

しかし「新しい感染症」によって、私たちは暮らしを支える見えないもの、医療システムや健康保険制度、通信インフラの現状、産業構造、雇用形態、教育システム、娯楽や芸術活動のありように気づかされることになりました。新しい感染症によって、インターネットを通じたコミュニケーションや情報共有はさらに広がりましたが、余裕のない状態でなんとか存続していた従来のシステムのいくつかには、多くの困難が生じています。

あきらかなのは、感染症によって私たちの社会は否応なく、これまでとは違う状況、違う段階へ進んでいるということです。それにもかかわらず、今の私たちはまだ、生まれつつある「新しい社会」に適応できていません。感染症を防ぐための行動の制限は他者を否定し、非難することにつながりがちです。日常生活にはこれまでなかった軋みが生じています。

私たちTOLTAはこの状況の中で、誰も否定しない本をつくりたいと思いました。


感染症および公衆衛生対策の基本は「接触の管理」にあります。そのための基本的な方法は手を洗うことです。新型コロナウイルスCovid-19においては飛沫感染を防ぐためのマスクが重要とされていますが、はっきり目にみえる一方で顔の大部分を隠してしまうマスクの装着は、文化や体質によってなかなか受け入れられないこともあります。その一方で「手洗い」はたいていの場合、他人の目に触れない行為です。

視覚優位な生き物である人間はとかく、目に見えるものから問題にしがちですが、私たちの目は顕微鏡でありません。ほとんどの場合、洗った手も洗っていない手も私たちには区別がつかない。つまり「手洗い」はマスクとちがい、他人の目を気にする必要のない、自分ひとりで完結できる行動です。

手を洗うことは他者を否定しない。だとすれば、Covid-19によって現れた新しい世界に右往左往している私たちは、このことについてもっと考えた方がいいのではないか。言葉を費やしてもいいのではないか。

というわけで、私たちはこの本をつくりました。このあと、手洗いについての叙事詩がはじまります。

2021年1月

TOLTA代表　河野聡子

もくじ

Part 1

新しい手洗いのために

1

手を洗うたびに指の数を数えること

日常的手洗いは石鹸と流水により汚れや一過性菌（一時的に付着した菌）の除去を目的とする

衛生的手洗いは一過性菌の除去と殺菌を目的とする。手術時手洗いは一過性菌の殺菌除去に加えて常在菌の除菌を目的とする。消費者庁消費者安全課が発表した「消費者の手洗い等に関する実態調査」（対象は全国の16歳～65歳の男女2000名 ※手洗いをしないと回答した人を除く）によれば、「手洗いの目的」を問うアンケートに対する上位の回答は、

1位「汚れを落とす」（89・1％）

2位「感染予防（自分が病原体に感染しないため）」（50・9％）、3位「汚染防止（自分が食品等を汚さないため）」（41・0％）、4位「習慣なので洗っている」（34・3％）。

「手洗いの方法について、学んだことはありますか」

との問いに、45・2%の人が

「学んだことはない」

と回答している。「学んだことはあるが、覚えていない」人は28・7%。「学んだことがあるし、覚えている」人はわずか26・2%しかいない。以上の調査結果は2015年11月17日に発表されたものだ。

正しい手洗いのためには

まず手が何かを知っている必要がある。そして洗うということが何かも。その上で、手があり、洗える環境にあって初めて、あなたは手が洗える。

その日もいつもとおなじ朝がくるはずだったが起きると洗面所のテノウオが壊れていた

いつもなら手を入れるとすぐに何か言葉を発するのに、まったく反応しないのだ。あなたの頭はまだ寝ぼけていたから、そのまま鏡の前で30秒くらい、テノウオに両手をさしだしたまま突っ立っていた。何も起きないのでやっと「テノウオ」と呼んでみた。いつもならあなたが何もいわなくてもテノウオは勝手にしゃべりはじめる。

体温が何度で、脈拍はいくつ、血圧はいくつだとか

そろそろ健康診断へ行けとか、昨日の感染者は何人で、重症者がこのくらい出ているから、ひとごみは避けた方がいいとか、新しく発売されたマスクの性能についてだとか。マスクはすべきかすべきでないかが議論になるにもかかわらず、手洗いは議論にならない。マスクをしているかしていないかは目に見えるが、手洗いは目に見えないから。

泥や血や糊で汚れていない場合

手洗いをすませたかどうかを他の人が確認することはできない。だからこそ手洗いには責任がともなう。もしくは、全自動化することが求められる。

最後のマスクの話は広告だ。あなたの家にあるのは無料のテノウオなので、広告がかならず入っている。新製品のマスクや消毒薬、感染症で休業しなければならない時の医療保障、もちろんテノウオのバージョンアップや、有料版の宣伝も。会社の人の話では、有料のテノウオは広告がないだけでなく、高度学習してくれるＡＩが入っていて、すごいらしい。

室内に入る前に、泡立てた石鹸で手を洗い、すすいで、キムワイプ、あるいはペーパータオルで拭き、乾いてからエタノールスプレーを手にかけ、手全体にひろげ、揮発させる。

アルコールは揮発させる過程が重要である

アルコールがない場合、塩化ベンザルコニウムや次亜塩素酸ナトリウムの希釈液で手の表面をすすぐ。

薬品によって取り除けるウイルス、細菌は異なる

ので注意が必要である。消毒液を使う場合も、石鹸のような界面活性剤で皮膚の表面に付着したものを取り除いておく。

朝起きて寝るまでの間に人間の手が触れるもの

布団。毛布。顔。唇。鼻。耳。蛇口。タオル。水。シャワーヘッド。シャンプーボトル。クリーム。皿。パン。コーヒーカップ。パソコンのキーボード。マウス。ノート。メガネ。スマホ。イヤホン。鍵。財布。小銭。カード。ボールペン。メモ用紙。本。箸。スプーン。爪。

自分のからだ他人のからだ

植木鉢。ペットボトル。ビニール袋。空き瓶。これらのものの表面にウイルスが付着していても、洗い流すのは難しいから、あなたは手を洗う。直立する。両肘を前腕が地面に対して平行になるまで曲げる。

肘を曲げたまま、右手と左手の手のひらを隙間なく合わせる

手のひらを合わせたまま、右手の中指の先を左手の中指の根元までスライドさせる。先程とは逆に

左手の中指の先を右手の中指の根元まで移動させる

左右の中指の先を逆の手の指の根元まで移動させる動きを、肘の角度に注意しながら、素早く10回ほど繰り返す。左右の手を離し、両手を同時に上の方に向ける。

両手首から先を脱力する

手を上に向け、脱力する動きを左右の動きがずれないように注意しながら3、4回繰り返す。この動きの間、前腕の角度は変えないか、やや下を向けるようにする。腕の力をぬいて肘から先を下げ、直立の姿勢に戻る。1961年、米国公衆衛生局は医療

従事者向けに手洗いのトレーニングのための短い映画を制作した。この映画は現在でもYouTubeで閲覧できる。しかしとりあえず今朝、あなたの家のテノウオは動かない。壊れたのだろうか。無料のテノウオは街のテノウオショップに連絡すれば交換してもらえる。でもその前に手を洗わなければならない。手を洗わないと外に出られないし、人にも会えない。手洗いの効果を調べるための手法の一つとして、グローブ・ジュース法という方法がある。手洗い後に

滅菌手袋をはめ、その手袋の中に滅菌水を注ぎ
手袋の口を締めてよく手揉みする

その後取り出した滅菌水を培養し、ベースラインからどれだけ菌数が減っているかを比較することで効果を確認するのだ。

手を洗うたびに指の数を数えること
もしも昨日と指の数が違っていたとしても

驚いてはいけない

人生には、突然指の数が減ったり増えたりする日があってもよい。毎日、手を洗う。毎日手を洗っていることに気付く日がある。手を洗う人はいつか悟りを得る。手洗いには道がある。例えば、

水の温度、今日の天気、昨日したこと、今日すること

その間に手洗いがあり、きれいになった手で何に触れるのか、毎日選ぶ。手洗いは選択であり道である。それにしても、テノウオを使わずに手を洗うって、どうすればよかっただろう。寝ぼけていたのもあって、あなたはすこし悩んでしまった。そうだ、水だ。それに石鹼。

まず左手を濡らし、次に右手を濡らす

あるいは先に右手を濡らし、その後左手を濡らしてもよい。肝要なのは、両手を同時

に濡らせはしないということだ。あなたのふたつの手はそれぞれ別の手であり、必ずそのうちのどちらか一方が優先的に洗われるだろう。

川岸にひざをつき、流れに手をひたし水を口にはこぶ兵士

聖書の有名なワンシーンだが、実はこの前に、彼は手を洗っている。手洗いを始めてから終えるまでの一連の動作の中にリズムとメロディを見出すこと。

「新鮮な手があるのに、どう洗ったら良いかわからない……」

そんな経験はありませんか。酢水につける？　牛乳に浸す？　実はこれらの洗い方は科学的にはＮＯ！　最も手に適した洗い方、それは流水を使うやり方なのです。一見難しそうですが、コツをつかめば誰でもきれいに手を洗うことができますよ。まず、洗う前に下ごしらえとして毛と爪の処理をしましょう。

手は、細かいうずまき模様（指紋と言います）がある方が裏側です

毛や爪は表側に生えています。毛は刃物で削ぎ落とすか、毛抜きで抜きましょう。抜くのは大変ですが、よりきれいな仕上がりになります。最近は電動毛抜きもありますので、よく手を扱う方は購入してみてもいいかもしれません。爪は処理をしなくても良いですが、短い方が好みの方は切りそろえておきましょう。こちらも、ヤスリで削った方がよりきれいに仕上がりますが、初めて手を洗う方はそこまでこだわらなくてもOKです。

手が丸まっているときは裏側からゆっくりと開いていきます

指の部分は特に関節が多く、無理に開くと痛みの原因となりますので、丁寧に扱いましょうね。

ここまでくれば準備は万端！

さあ、早速手を洗っていきましょう！

あなたは洗面台の蛇口をひねって水を出す

水は冷たかった。テノウオが動けばもっと快適に、すばやくやってくれるのに。それに石鹸、石鹸はそうだ、あそこにあった。あなたは水を流したままごそごそと洗面台の下をさぐって石鹸を取り出す。石鹸はもしもの時のために常備することになっているから、あなたの家にだって、もちろん置いてある。堅くて白くてすべすべしていて、こんなので大丈夫なのか不安になるけれど、石鹸は水に濡らすとぬるぬるした。

2

外国語の発音を練習するように指と指の間を丁寧に洗うこと

今日も地平線に手が昇る

さあ水を降らせ！　石鹸の嵐を呼べ！　洗面台の大地にかざした指を擦りあわせ、泡の雪で覆え！　恵みの手洗いよ！　手洗いよ！　石鹸はしっかり泡立てましょう、という声をあなたは思い出す。石鹸は界面活性剤の一種だ。そう中学校か高校で教わった。

泡で手のひらの皮膚の表面にくっついているもの細菌やウイルスを浮かせて

水で流すのだ。殺菌作用のある石鹸なら、その泡で細菌やウイルスを殺すこともできる。いや、殺せないものもあるんだったっけ？　会社で働きはじめると、

こういう記憶はとてもあいまいに、いいかげんになる

とにかく泡立てなければいけないのだ。あなたは時間が気になった。テノウオが動けば、こんな面倒なこと、しなくてもいいのに。よりによって会社へ行かなきゃならな

い日にテノウオが壊れるなんて。現実に起こっているのと同程度かあるいはそれ以上の頻度でフィクションの中では殺人が起こっている。人が人を殺す方法はさまざまだが、一般人が銃器を手にする機会のない社会が舞台の場合、

刺す、切る、締める、突き落とす

といった方法がポピュラーだ。殺人の過程で殺人者はしばしば被害者の身体や血に接触する。そのため殺害後に殺人者がまず行うのは手を洗うことであるはずだ。

その手に残る接触の痕跡を洗い流しながら
人を殺した罪も一緒に

消えてしまうことを願うのだ。水は冷たいし、石鹼はなかなか泡立たない。お湯の方が泡立つんだっけ。食洗機だってお湯を使うんだからきっとそうだ。ぬるま湯にすると石鹼の泡立ちはよくなった。がんばって石鹼を擦っていたから手首が疲れてきた。昔はこうしていちいち石鹼を泡立てていたなんて、たいへんだったなあ、とあなたは

思った。あ、こんな堅い石鹸じゃなくて、泡で出てくる洗剤を使っていたのかな。

神様に会う前に手を洗うのは

手についた汚れを落とすためではない。手を洗っている間、九九の中でもっとも苦手な段——あなたの場合それはきっと七の段だ——をゆっくり唱えること。決して急いではいけない。ひとつひとつの数を、実在するなんからの事物の個数として——例えば14匹のうさぎ、35個のあんぱん、49人の弟を——イメージしながら唱えること。

宇宙人ももちろん手を洗う

なぜならなじみのない惑星には未知の病原体が存在する確率が極めて高いのだから。ぬるぬるしたもの、べとべとしたもの、臭うもの、心理的に汚れていると感じたものを触ったあとに、手を洗う。血や排泄物がその典型だ。

生き物を殺したり、傷つけたりしたあとは

手を洗わなければならない。正確にしっかりと、爪のあいだや皮膚のあいだに入りこんだものを洗い流さなければならない。白いクリームのような泡ができたので、それを手のひら、手の甲、水かき、指先と広げていく。爪のあいだや皺をきちんと洗わなければならない。泡の手触りは気持ちがよくて、鏡に映した手をみると面白い。皺のあいだに泡が浮かんでいる。あなたの手相は読みにくいとずっと前に手相見にいわれたことがある。

こんなにじっくり自分の手をみたのは久しぶりだ

テノウオは自動でぜんぶ1分でやってくれるけれど、時間さえあればこれも悪くないかもしれない。汚れたものに触れた手で他人に触れると汚れはその人に移行する。触れられた人はまた別の人に触れ、別の人はさらにまた別の人に触れる。

誰にも触れる相手のいない最後の人は

その手で水に触れる。感染症対策における手洗いの重要性が提唱されたのは、比較的最近のことだ。19世紀にハンガリー出身の医師イグナッツ・ゼンメルワイスが、当時流行していた産褥熱の原因を調査する中で、医療従事者の手の洗浄によって、この感染症の発症率を激減させられることを発見した。この発見よりはるか以前、14世紀のヨーロッパでは、黒死病によって人口の3分の1が死んだ。当時のヨーロッパには

入浴や手洗いの習慣はなかった

でも手がほんとうにきれいになったかどうか、自分で判断なんかできるのだろうか。

細菌もウイルスも、目にはみえないのに

人を殺したあとだと思って手を洗うこと。手洗いのライバルといえば絆創膏だ。「手を清潔にする」「傷口を保護する」という高尚な目的をそれぞれが有し、絆創膏が剝がされるのか、そのまま手が洗われるのかという選択を迫られるために

常に緊迫した関係性を保っている

一度目はあなた自身のために。二度目はあなたの近くの大切なひとのために。もしも思い当たる人がいないならば、二度ともあなた自身を想ってもよい。

自分を深くいたわる人だけが、必要なときに他者をいたわることができる

六つの部位をよく意識すること
手のひら、手の甲、指先と爪の間
指の間、親指、手首

「ねえ、どのくらいやればいいんだっけ」

あなたは口に出してテノウオに話しかけ、壊れているのを思い出す。無料のテノウオは会話できるほど高性能じゃないけれど、音に反応して動くから話しかけると何か答えてくれる。たいていは広告だけど。でもやっぱりテノウオは何もいわなかった。

本格的に壊れているんだな

あなたは黙って泡を洗い流す。きっと中学校か高校で、どのくらい泡をふわふわさせて、何秒くらいこするのか、教わったと思うけれど、テノウオがいれば考えずにすむから、忘れてしまった。皿を洗う。グラスを洗う。マグカップを洗う。鍋を洗う。鍋蓋を洗う。フライパンを洗う。フライ返しを洗う。しゃもじを洗う。おたまを洗う。茶碗を洗う。湯呑を洗う。包丁を洗う。ざるを洗う。ボウルを洗う。泡だて器を洗う。まな板を洗う。箸を、スプーンを、フォークを洗う。ナイフを洗う。野菜を洗う。果物を洗う。米を洗う。

生肉を洗う
生肉に触れた手を洗う

手が冷たい人間は心も冷たいとか、手が冷たい人間は逆に心が温かいとか、そういったどうでもいい言説がこの世には溢れているが、ほんとうに重要なことは、あなたの前にあるその手が洗われた手かどうか、それだけである。冷たい水で洗った手は冷たくなり、温かい湯で洗った手は温かくなるだろう。まあ、手は洗えたな。そういうことにしよう。

できるだけ爪は短く切っておくこと

指輪、ブレスレット、腕時計、ミサンガ、リストバンド、バングル、手錠、スマートウォッチ、ウェアラブル端末、付け爪、ネイルリング、指サック、手袋、軍手、ディ

スポ手袋等の

手指や手首に装着したアクセサリーをはずすこと

あなたは会社へ出発する。念のため、会社についたらオフィスのテノウオを使おうと思ったけれど、人が多かったのでやめてしまった。会社でも上の人たちはトイレや手洗い所が混雑していても気にしないみたいだけど、あなたの世代はそうじゃない。

人が集まっているとなんとなくいけないことをしているような気分になる

それに会社のテノウオはオフィス仕様で可愛くないし、いろんな人が使うものより、あなただけのテノウオを使う方がいい。こどものころ手洗い実験をしたことがある。デンプンのりを手につけて乾かし、

A．石鹼で良く手を洗う
B．水で良く手を洗う
C．水でサッと手を洗う
D．普段のやり方で手を洗う

のいずれかを選択して、ヨウ素溶液に手を浸すと汚れている（デンプンのりを落としきれなかった）箇所が青黒く染まるのだ。あなたはまずDを選択し手をすっかりどす黒く染め、その後、気持ちを新たにAにチャレンジした。マニュアルに乗っ取り手首まで二度洗いしたが、手の甲側の親指の付け根の汚れを落とすことができなかった。それ以来、手のひらよりも手の甲をよく洗う癖がついている。休み時間にテノウオショップを検索して、帰り道にあなたは店に寄った。店頭にはいろいろなテノウオがならんでいる。デザインやサイズ、機能もいろいろだ。今使っている無料のテノウオもあった。「ハンドウオッシャーZAXX-20501120」と製品名がついている。この国ではハンドウオッシャーなんてよぶのはおじいさん世代だけなのに、正式名称

はこうなんだと思うと、なんだか可笑しい。手のひらの地理学において、手洗いがもっとも不十分になりやすい場所は

①5本の指先、とくに爪の周辺
②親指全体
③指と指のあいだの水かき部分
④手のひらの皺のあいだ
　とくに生命線、運命線と呼ばれる皺

である。手洗いがその次に不十分になる場所は、①手首。②人差し指と中指の第二関節部分。③親指、小指のつけねから下に下がった、手首に近い部分である。しっかり手を洗うには、この地理を頭に入れてから手を洗うと、十分に手を洗うことができる。もちろん「テノウオ」はハンドウオッシャーからついた愛称だ。ハンドウオッシャー、ハンドウオ、テノウオ。自然だよね。

誰かが、たぶん何人ものひとが

同時にネットにそう書いた。この機械はひとの手からウイルスや細菌を取り除いてくれる。昔はただの白い箱みたいなものが多かったらしいけれど、今は可愛いのやお洒落なデザインが毎年でる。魚は猫とならんで二大可愛い生き物だから、そうだよね。

手洗いによる書道の実践方法。牛乳石鹸をよくよく泡立てる。

スポンジケーキのデコレーションに使えるくらい
角が立つくらい、細かく、ふわふわして

手のひらにもりあがるほどの泡を立てる。泡を立てながら手洗い標語を考える。「手をあらうぼくもわたしも　泡だらけ」考えた標語を自宅の洗面所、職場のトイレ、学校の手洗い場などの鏡や洗面ボウル上に泡で記す。「ご購入ですか？」店の人が訊ねたので、あなたは「今朝動かなくなってしまって」と答えた。「これの広告つき無料版を使っていたんですけど」

「交換を希望されますか？　ただ、このモデルはそろそろ廃番になると思いますよ」

吹くもの。叩くもの。ひっかくもの。さまざまな楽器があるが、そのほとんどに共通するのは手を使って演奏するということだ。足だけで奏でる楽器などというものはあまり聞いたことがない。もちろん例外は常にあり、あなたはきっと見たことがないだろうが、

足で演奏するカスタネットやタンバリン、鈴

といった楽器もあることはある。いずれにせよ、楽器を使ったら手を洗うこと。足で演奏した場合は足を洗うこと。あなたはずらりとならぶテノウオをみる。有料のテノウオはデザインも素敵だし、高機能をうたっている。くらべてみるとどうしても、そちらがよく見えてしまう。店員はあなたのそんな気分を読んだように「こちらの製品

はこの秋出たばかりで……」と説明をはじめた。

説明をきけばそっちがいいと思うにきまっている

あなたはうっかり説明を全部きいてしまい、結局、初の有料版テノウウオを申しこんでしまった。テノウウオは生活必需品だし、あなたも定職のある社会人なんだし、このくらいはいいかな、と思ってしまったのだった。

3

手と手が重なり合うときのもっとも美しい形を記憶すること

忘れてはならないことをペンで手のひらや手の甲に書いておく、というライフハックの応用として

「家に帰ったらこの文字を消せ」

と手のひらや手の甲に書く。この言葉を書くためのペンをつねに持ち歩くこと。

「手洗いで異世界最強」

という話を作るにはどうしたらいいか考えてみた。やはり単純に「手を洗うと一定時間、最強の魔法が使える」という設定がしっくりくる。僻地へ行くほど魔法が使いにくくなる。

領土内の衛生状態が良くなるよう

画策しなければならない。崖から落ちそうなヒロインの手を取ったら魔法が撃てなくなってしまった……というシーンも作れる。1日に3食、食事をするとしよう。その

場合、

1年で1000回以上もの食事をすることになる

10年で1万回。もしも100年生き長らえれば10万回だ。ところで、あなたは食事をとる前に必ず手を洗う。したがってあなたが生涯に手を洗う回数は、食事のそれを優に超えるはずだ。

新しいテノウオは3日後に配達される

それまでは手で手洗いをしなければならない。頭ではそうわかっているのに、家に帰ってあなたが最初にしたのは「ただいま」といいながらいつものテノウオに手をさしだす動作だった。テノウオはやっぱり動かなかった。そうだよね。でも、部屋に入る前に手は洗わなければならない。たとえ言葉が通じなくてもともに手を洗えば人は相手を思いやることができる。

天気のいい日は大胆に
雨の降る日はしめやかに手を洗うこと

風の吹く日は颯爽と、雪の降る日は手の中の雪玉をかみしめるように洗うこと。ガラスの突き刺さった手のひらから血がだらだらと流れている。思った以上にたくさん流れていてびっくりする。

痛みとつりあっていない、とあなたは思う

それよりも寒い、とあなたは思う。血が流れる手に、手袋をするわけにはいかない。水が冷たかった。傷口は思ったほど深くなかった。今回は最初からお湯を出して、あなたは石鹸を泡立てた。昼間念のために、手動で手を洗う方法について調べてみたら、30秒間こすらなければならない、と書いてあった。昔はこの30秒をはかるために歌をうたったりしたという。

何を歌おうかと考えている間に30秒くらい経った

ような気がしたから、あなたは歌わなかった。想像の中でまったく手を洗わずに何日、何ヵ月、何年過ごせるかの実験をすること。日本人の手洗い習慣紀元前説。崇神天皇の治世、

日本中に疫病が流布し多くの人口が失われる

ことがあった。神の託宣に従い全国に社を整備したところ疫病は収まった。ここまでは古事記、日本書紀におおむね共通した記述がある。2020年以降、このとき崇神天皇は社に手水舎も設置し、これが日本人の手洗い習慣に繋がったという記事が現れ始める。

人類で初めて手を洗った者は誰か

あなたの発するこの問いは倒錯している。なぜなら初めて手を洗った者こそが最初の

人類だからだ。ドアは常に開け放たれている。換気のための措置だ。洗面所に立つ人の姿が見える。その人がどのくらい入念に手を洗っているかを外からでも確認できる。ハンドドライヤーに貼られた使用禁止案内文書はずいぶんと古ぼけた。

ゴミ箱はすぐにペーパータオルで埋まってしまう

手洗いが生活に不可欠なエチケットになってから、もうずいぶんたつ。感染症の原因になるウイルスや細菌は人の手で運ばれてしまうからだ。手袋をすればいいじゃないか、という議論もあったけれど、細菌やウイルスがついているかもしれない手袋だって結局は捨てるか洗うかしなければならない、と反駁された。あなたが日常的に利用する領域においてどこに手を洗える場所があるのかをあらかじめ把握しておくこと。その数は多ければ多いほどよい。

なんらかの意図やアクシデントによってそれらの場が突然奪われる

こともないとは限らないのだから。書初めに「手洗い」と書き、洗面所に飾ること。

手についた墨をよく洗い流すこと

手をつなぐことの特別さや人のぬくもりを感じる機会が手袋だと薄れるとか、いろんな話があった。なんでも、皮膚の接触をつうじてわたしたちはコミュニケーションをとっているらしい。

皮膚と皮膚を接触させることで人間はたくさんの情報を知らないうちに受け取っている

のだそうだ。そして人の皮膚と皮膚がもっとも接触するのは、手をつなぐときだ。だから、ウイルスや細菌ごときで、手をつなぐ機会を少なくするのはよくないことだ、とか、そういうことになった。人と人のきずなは、象徴的にも実際的にも、手をつなぐことからはじまるらしい。掃除をしながら聞く音楽や、集中力を高めるためにかける音楽、食事の時間に流しておく音楽があるように、手洗いのための音楽があってよい。家に帰ったらコートを脱ぐよりも先に、バッグを所定の位置に置くよりも先に、

ただいまと言うよりも先に

あなたは手を洗う。手洗いの実施状況を正確に把握するのは難しい問題だ。WHO（世界保健機関）によると手洗いの実施状況を把握するには

熟練した専門家による直接観察

がゴールドスタンダードとされているが、これは時間と専門家の確保が難しい。それ以外の手段として、

手洗いに使用される資源（水、石鹸、アルコール、ペーパータオル）の消費量を計測する方法

や、

自動監視システムを用いる方法

等も紹介されている。忘れずに手を洗うためには、手を洗いたいと思う瞬間を絶えず日常の中に持つようにすれば良いのだ。

あなたは生肉を触った後に、必ず手を洗いたくなる

ので、毎日生肉を触る生活をすれば、おのずから忘れずに手を洗えるようになる。それでテノウオの出番なのだ。最初のうち、テノウオは両手を差し込めば自動で洗ってくれるだけの装置だった。今は手を洗うだけでなく、体温や脈拍を測って健康管理もしてくれるし、家庭用の上級機種は手を洗ったあとにマッサージもしてくれる。あなたはマニュアルを広げて古いテノウオを取り外し、新しいテノウオを設置した。いまどきの賃貸はすべてテノウオ対応バリアフリーだから交換は簡単なのだ。古いテノウオは箱に入れて送り返せば引き取ってもらえる。

4

せっけんの泡立つ音や
水の流れる音に
よく耳をすますこと

「足を洗う」のスペシャル感に「手を洗う」が勝てる日が来るのを願っているよ。
手と手をこすり合わせる速度を、
石鹸を手にとり泡立てる速度を、最大限高めること。

わけのわからないことを言っている人がいて心細くなったら

ひとまず手を洗って落ち着こう。

手を洗ったあとはハンカチで手を拭かなくてはならない。しかし世の中にはハンカチを携行しない人間もいる。

手洗いのあとはその都度、いま、ここにある

手拭きの適当な対象を

見つける必要がある。

台風の中、両手を上げて横断歩道を渡りながら
「手洗い！手洗い！」
と叫んでいるこどもがいた
しばらくすると、電信柱をぴしゃりと叩きながら
「手洗い！」と叫んでいた
このような日には
電信柱から滝のように雨水が流れ落ちるのだ

本能のおもむくままに手を洗いなさい。
人間の手の特徴は、洗っても減らず、洗っても溶けず、洗ってもなくならないことで

ある。

でもその前に、古いテノウオからあなたのデータを引き継がなければならない。

テノウオには使う人の手から
採取したデータが蓄積されている

マニュアルをみながら古いテノウオの背面をあけて、

あなたは銀色のチップを引き出した

二枚貝かウロコを思わせる丸いかたちのチップだ。

新しいテノウオにそれを入れて、スイッチオン。

日本に生まれたからには、手洗い日本一を目指しなさい。日本に生まれていなくても、
手洗い日本一になれるよ。石鹼に関するもっとも古い記述は

紀元前2500年頃

羊毛の洗浄に関するメソポタミアの粘土板に遡る。

お前のことは許すが、30年後
東京の桜の開花日から6日後の5時に、お前の右手を
小指、中指、親指、人差し指、薬指の順に洗って
生命線を3回なぞってやるからな

生きているすべての人に生きているだけで

1日に1ポイント入る。
さらに手を洗った人にはもう1ポイント入る。10ポイント貯めるとドーナツがもらえる。

可能なら、手は水ではなく、適温のお湯で洗うのをお勧めする。石鹸の泡立ちもよく、汚れも落ちやすい。

歌いながら手を洗うこと
せっけんの泡立つ音や水の流れる音に
よく耳をすますこと

「こんばんは」とテノウオがいった。

「お仕事お疲れさまでした。わたしはあなたのテノウオです」

さすが上級機種はちがう。

あなたはちょっと興奮した。

「手を洗いたいんだけど」

「どうぞ」

手のかたちに似たものを唱える。

ヤツデ、ヒトデ、カエデ、クマデ、もみじ
手と手がダンスしている。
手と手が触れあって、複雑に絡みあって
互いを支えあって踊っている

5

安全をたしかめ、
落ち着いたら、
もう一度最初から
手洗いをしてよい

外出しないと手を洗う回数が減る。ならば出かけよう。

あなたは外へ出ていき、人と会い
人が触れたものに触れる

そして帰ってきて手を洗う。あなたは人と会い、人の触れたものに触れるために出かけるのではない。帰ってきて手を洗うために出かけるのだ。テノウオにどうぞ、なんていわれたのははじめてだった。あなたは両手をテノウオの中にさしだす。

手をいれるところは幅広の口のようで
その上に2ヵ所ひらたいボタンがあって
目のようにみえる

デフォルトの通常手洗いコースがはじまるとボタンが白く点滅した。

このテノウオは前のテノウオより生き物に似ている

こうして手をさしだしていると、テノウオに食べられているような気がする。フィクションにおける手洗いの軽視については見直されなければならない。登場人物たちが

起床する、朝食を食べる、帰宅する シャワーを浴びる

といった生活の中の一コマを描いたシーンに、あなたも少なからず見覚えがあるだろう。それらと同じくらいに、あるいはそれら以上の頻度で手洗いが描かれるべきなのだ。心情の機微は生活の細部に宿る。古典作品に「手洗い」がどのように登場するかを知りたく思い、グーグルに訊ねたところ「平家物語　巻第五　五節沙汰」がヒットする。「兵衛の佐、急ぎ馬より下り、兜を脱ぎ、手水うがひをして、王城の方を伏し拝み、『これはまつたく頼朝がわたくしの高名にはあらず、ひとへに八幡大菩薩の御計らひなり』とぞのたまひける」「手水うがひ」（手を洗いうがいをすること）は感染症対策ではなく、王城（京）の方向を向いて八幡大菩薩をおがむ作法である。ひとりの人間が、普段の生活の中で1日に使用する水の量は、100リットルから250

リットルほどだ。

30秒間の手洗いで約6リットルの水を使用する

つまり1日に50回手洗いすれば、1日の生活に必要な水量を手洗いだけで超過することができる。「健康チェック中です」とテノウオがいった。「体温、脈拍ともに正常の範囲内です。マッサージをしましょうか？」「お願いします」あなたはちょっと緊張しながらこたえた。

「ゆるめ、ふつう、しっかり、のどれがいいですか？」

「あ、えっと、ふつうで

あ、そのまえにすこし待って」

目に見えない物質があなたの手の表面をおおっている

手を洗った直後にだけ、あなたの手は真裸になる。

手を洗っている間に地震が来たら
すぐに手洗いをやめてよい
安全をたしかめ、落ち着いたら
もう一度最初から手洗いをしてよい

伝統的な手洗いの様式を次世代へと引き継ぐこともまた、現代を生きるあなたに課せられた役割だ。あなたはいったんテノウオから手を引き抜き、椅子をとりにいった。座った高さでみると、このテノウオにはひじを置くのにつごうのいいでっぱりがあった。テノウオはあなたの両手を揉みはじめ、あなたは気持ちよさにうっとりした。家に帰った時は有料のテノウオなんてぜいたくかと思っていたけれど、やっぱりこれにしてよかった。あなたの周りにどれだけの人が、どれくらいの距離で、どんな顔をして立っているのか、

あなたは絶えず確認する

いつの日か、そうする必要のない日があなたにも訪れる。

それでもなお、あなたは

9月××日、××県××町にある××神社で、恒例の御手洗祭が開催されました。（VTR：こどもが、神職と思われる人から手の甲に筆で文字を書かれている）この祭りでは、手の甲に書かれた願い事を7日以内に、近くを流れる××川で手を洗い流すことで水神に願いを叶えてもらえるとされています。（VTR：××川で笑ったり奇声を上げたりしながら手を洗うこどもたち。大人の姿も見える。初老の男性が熱心に手を洗った後、川に向かって手を合わせる）

――どんな願い事をしましたか？

こども「ダンスが、もっとうまく踊れるようになりたいです」

別のこども「……秘密。(手を見せて)もう消しちゃった」

(VTR:神社に向かう人々の行列。落ち着いた短い音楽が流れる)「テノウオ、ありがとう。やっぱり新しくしてよかったみたい」「こちらこそお買い上げいただきありがとうございます」テノウオの口調はテノウオショップの店員みたいだった。「旧機種はお早めにご返送ください」「うん、明日送るね」とあなたはこたえた。何か習慣を持ちたいなら、手を洗うことからはじめてはどうか。今、定期的に手を洗っているかどうかは関係ない。それが、

習慣であると認識することが重要なのだ

ペーパータオルを1包買って、毎日1回手を洗う。決まったタイミングで洗った方が忘れないだろう。そのペーパータオルの包みを使い切ったら200日だか100日だか、ペーパータオルの枚数だけ手を洗う習慣が続いたことになる。あなたがいつも注

意深く手を洗うからといって、手を洗わない人を責めるべきではない。手を洗うか、洗わないか。

選択の権利はすべての人に平等に与えられている

絶対に手を洗いはしない。そう主張する人の手をとって無理やり洗うことはできない。

あなたに許されているのは
あなた自身の手を洗うことだけだ

その夜、夢をみた。新しいテノウオのマッサージのせいか、あなたはその晩は布団にはいるとすぐに眠ってしまった。

気がつくとあなたは鏡のように
澄みきった湖の上にいた

ぽつんと置かれた椅子に座っていたのだ。空はきれいな夕焼けの色で、あなたの右側は薄桃色から茜色のグラデーションで、左側は紺色だった。みあげるとすこし雲が浮いている。あしもとの水は空を映していた。

椅子は固い地面に置いてあるかのように
微動だにしないのに、きゅうに水だけが
ゆらゆら揺れた

水の中から何かがあがってきた、と思ったら、テノウオだった。新しいテノウオではなく、古いほうだ。指先で手のひらに文字を書く。

その文字を口から飲み込めば
あなたのからだは少しだけ大きくなる

飲み込むより先に手を洗えば、あなたのからだは元のままだ。手洗いを中心に家庭環境を整えること。最良の手洗いを実現するための間取りや家具、一日の生活スケジュールを綿密に計画すること。

いまこの瞬間も誰かがどこかで手を洗っているので

あなたもそうすべきときに、そうしたいだけ、手を洗うことができる。

しゃぼん玉をとばし、しばらく眺めてから

それをつかみ、手を洗うこと

そもそも手を使うことをやめる、という選択肢は常に残されている。あなたにとっては痒いだけだが、手につく物がとりわけうまいとかで、丁寧に藻を塗られては1ヵ月後にこそげ取ってもらっている。そういう契約をしている。取ったものは加熱加工して瓶に詰めて高級スーパーやホテルに下ろすのだそうだ（一度写真を見せてもらった。焦茶色をしていた）。

ひたすら痒いのを我慢し

きれいにしてもらう瞬間は爽快だ

あちらは大体6人でやってきて3人で片手を担当する。

何から何までちがうこちらとあちらが
同じくらいの賢さを手に入れて生活していることは
偶然だとも運命だとも言われている

新しい昔話をつくろう。新しい桃太郎だ。

新しい桃から生まれた新しい桃太郎は
新しいきびだんごを持って新しい鬼を退治しにいく

新しい犬、新しい猿、新しい雉が仲間になるだろう。彼らは新しいきびだんごを食べる前に、もちろん手を洗う。手を洗っている間、知らない言葉を心の中で20回唱えること。「手を洗いましょうか」とテノウオがいった。「うん。お願い」テノウオに手をさしだすと、むこうからも手が出てきたので、あなたはすこしびっくりした。でもすぐに、この湖の上ではテノウオにはちゃんと手があるのだったか、と納得してしまった。テノウォはあなたの手の上でていねいに石鹸を泡立て、手のひらに落とした。テノウォの手はしろくまるく、赤ちゃんの手のようにぽてっとしていた。

両手を高く掲げ、空から降ってくる
エネルギーを受け止めるイメージをもつこと

十分に受け取ったら、それをすべて洗い流して無駄にするつもりで手を洗うこと。エノコログサ（猫じゃらし）を集める。枯れていてもかまわないが、アブラムシのついたものは避ける。見つけられるならススキも加える。

穂先を摘んで、できればダンボール一杯
せめてバスケットを埋める程に

入れる。そこに手をつける。かさかさと穂先をもみほぐすようにして。穂先から実が落ちるまで。すると、秋に対する満足感が得られる。世界中の人々が、生まれてきたばかりの人も、十分に生きた人も、死んでしまった人も、

ひとり残らずみんなで、泥だんごをつくる

この世に残されたのは、幾億個の泥だんごと泥だらけの手だけだ。石鹸の泡をあなたの手のひらに落としながら、テノウオはなぜかアフリカの話をはじめた。それだけでなく、他にもいろいろな話をはじめた。アフリカのサバンナで手を洗いたいときはどこへ行けばいいのか。水がないときはどうすればいいのか。

ひとの手の皮膚がどんなふうに生まれ変わるのか

どうしても消せない汚れ、オイルや血にまみれた手はどうやって洗えばいいか。

全国、全世界共通の正しい手洗いのやり方があるなどというのは幻想だ

手洗いの様式にも地域性があってしかるべきだ。その土地固有の文化・習慣を取り入れた「ご当地手洗い」を発明せよ。なぜ手だけ洗えば良いと思ったんですか？

体に区切りなんてないのに「手」なんてあいまいな領域を決めて

申し訳程度に「手首も洗いましょう」なんて言い訳めいたことを言って。今どきあちこちにシャワーもお風呂もあるじゃないですか。それで手をはじめとする全身を洗えば良いじゃないですか。時間がないとか、手を洗うことに対する意識が低いんじゃないですか。そんなんだから、いつまでも半端な手洗いがなくならないんですよ。ポジティブ・デビアンスは、「正の逸脱者（ポジティブ・デビアント）」と呼ばれる人々に着目した社会・行動変革アプローチである。このアプローチは、どのようなコミュニティにも、他の仲間たちと同じ課題に直面していて、余分な資源や知識がないにもかかわらず、

優れた問題解決策を見つけることができる特性を持った人々が存在する

という観察に基づいている。このアプローチを病院内の手洗い遵守率改善に適用する研究が行われ、手洗い遵守率の改善が見られ、院内感染率が低下したという報告がされた。文字を書くように。はじめてから終わるまで、

あなたのからだがいちばん心地よい高さの
声を発声しつづけること

このテノウオはこんなにたくさん話すテノウオだったっけ、とあなたは思ったが、突然気がついた。そうだ、このテノウオは

ずっとこんな風にあなたに話していたのに
あなたにきこえなかっただけなのだ

この湖の上でだけ、あなたはテノウオが何をいっているのかきくことができる。台所から盗んだ果物ナイフを手のひらに当ててすばやく引くも、うすい線が浮き上がるばかりで少しも血は流れない。

力を込めて深く肉を裂くだけの勇気が

あなたには足りない。もっとシンプルに、もっと取返しのつかない形で、目的を達成するには？　便利な道具を求めてあなたは100円ショップをさまよう。食器類のコーナーで立ち止まる。

グラスをひとつひとつ手にとり手のひらにフィットする具合を確かめる

形状の違う二つのグラスをあなたは買う。両手にひとつずつ握りしめて歩いていく。坂道をのぼっていく。車道の真ん中を歩いていく。前方からやってくる自動車の運転手はすれちがいざまに不審な目をあなたにむけるが、あなたはまったく意に介さない素振りでずんずん歩いていく。山を越えて下り坂にさしかかった辺りであなたは立ち止まる。バッグとグラスを置き、屈んで

地面に触れる
冷たくて固い

グラスのひとつを左手で握りしめ、振り下ろして地面に叩きつける。手の中でグラスが砕け、手のひらから血が噴き出す。手洗いは公共にとって重要なわりにその取り組みは個人の自主性に任されている。そのため励行する際にも個人のインセンティブに訴えるストーリーになりがちだ。世界への感染拡大防止という本来の目的から考えると、手洗いに個人的要素を残すのは望ましくない。運動会の新しい競技として手洗い競争を提案したい。参加者はまず

砂場に向かって全力で走っていき
思う存分に両手を砂まみれにする

その後、水場までやはり全力で走り、汚れた手を洗う。洗い終わったらゴールを目指して走っていく。このとき、急ぐあまりに手洗いをおざなりにした者は敗北するだろ

う。ゴール後の手洗い判定で手に砂がひと粒でも残っていたなら、失格となってしまうからだ。

6

洗うべきときに洗えなかった手をよく覚えておくこと

あなたに手がないからといって、手洗いをしなくてよいということにはならない。たとえ手がなくても、手の代わりの機能を果たす身体の部位や器具があるだろう。それを洗うのだ。手洗いは化石に残らない。手をクロスさせ、

口にハンカチをくわえた化石が見つかったとしても

口にハンカチをくわえて運ぶ習性のある生き物として処理されるだろう。今日も猫がかわいい。猫のおててはかわいい。猫が生後5ヵ月で、家にやってきたころ、成長の過程で手足が身体に比べて大きく、ふくふくしており、毎日「おててかわいいね」と話しかけていた。そんなおててであるが、ろくに洗ったことがないことに気づいた。試しに湿らせたティッシュをおててに近づけてみると、結構本気で逃げたので、無理に後追いはしないでおいた。いつもは猫自らが舐めておててをきれいにしているようだが、

家じゅうを歩き回ったあとの手を舐めて

果たして大丈夫なのだろうか？

ならばせめて、家の床をできるだけきれいにしておこうという結論に至った。猫は家の清掃に貢献する。猫はえらい。「手を洗うとき、さびしい気分になりませんか」とテノウオがいった。「手を洗うときは、いつもひとりです」「そんなことないよ。テノウオがいるでしょう」かつて生きていた人がどのような言葉を話していたのかを想像した。

そして手を合わせ、みんなが健康で
平和でいられるように

願った。都会では水を飲んではいけない。高校の教師に言われたその言葉をいつまでも覚えている。

都会の水には悪しき成分が含まれているから

飲むとお腹を壊す。そんな水で手を洗ってもよいのだろうか。UNCHR（国連難民高等弁務官事務所）はバングラデシュ、ギリシャ、ヨルダン、エチオピア、スーダンの難民キャンプで、手洗いに必要な

石鹸や清潔な水へのアクセス
消毒用アルコールなど衛生物資の供給

を支援している。手を洗う水が確保できない時「手洗い」に代わるのは、第一にアルコール消毒、第二に清潔な状態でパックされたおしぼりなどで手を拭くこと。清潔な水へのアクセス方法としては、水道や井戸を整備することのほか、手洗い場を作ること、水汲み容器を確保することなども含まれる。もう一生手を洗えないと思う時も人生にはある。たとえば推しの手を握ったあとのひとときなど。そんな場合は、推しの手を握った手を意識の平行世界に保存し、

それが永遠であることを信じ

そして現在に戻り、手を洗う。コスト面やその場の状況により石鹸が使用できない場合の代替手段について、あなたは何かを考えることができる。バングラデシュのスラム街で行われた過去の研究によると、

泥もしくは灰を用いた手洗い

による糞便性大腸菌の減少効果は、同地域で手に入る石鹸を用いた手洗いと有意差がなかったと報告された。

洗えなかった手をよく覚えておくこと
この手はいまここにしか存在しない手であると
よく意識すること

こたえたとたんにあなたは目を覚ました。もう朝になっていた。玄関ドアの前に箱に入れたままの古いテノウオが置いてあった。配送サービスが週末に取りにくることになっている。あなたは

おそるおそる箱をのぞいてみた

夢の中のようにテノウオから手が出てくるのではないか。初めて手を洗った日のことを、たぶんあなたは覚えていない。あなたはきっと命じられるままに、

その行為が何を意味するのかもわからないまま

手を洗ったはずだ。『ドカベン　プロ野球編』の初期に、絶好調となりホームランを量産した山田太郎が、その感触を忘れ難く思い手を洗わなくなるエピソードがあった。その日太郎は

風呂も手を湯につけないようにして入り
バットをにぎって眠った

そして、次の日もまたホームランを打ったのだった。そして、このエピソードはそこで終わってしまう。山田太郎はその後も好調であったが、手を洗わなかったときの神

がかった感覚は過ぎ去っていったようである。山田太郎は一晩は手を洗わなかったけれど、その次の日にはあっさり手を洗ったのではないかと思う。手を洗うことで絶好調に自ら区切りをつけても、ある一定の感覚はキープできるという確信があったのではないだろうか。

7

洗うたびに
あなたの手は
別のものになる

WHOは、毎年5月5日を「手指衛生の日」と定め、医療従事者に向けて手指衛生の徹底を啓発するキャンペーンを実施している。人間は多くの場合、右手と左手にそれぞれ5本ずつの指をもつ。5月5日が選ばれたのはこの事実に由来する。

もしもあなたのいずれかの手の指の数がなんらかの理由によって、4本や6本だったならば

これとは別の日をあなた独自の「手指衛生の日」としてもよいだろう。あなたの手は、指が5本、生命線は短く、波乱万丈の人生をあらわして、細かい皺がたくさん寄っている。何年も前から人差し指の先にできものがあり、どれだけ手を洗ってもとれない。血管がところどころ浮きでて、黄色みがかった皮膚の表面に、うすく赤いまだらがある。指は長め、身長を考えると、あなたの体のなかで比較的大きな比率を占めている。

爪の半月が大きかったのはこどもの頃だけで

ずっと小さいまま。手を洗うときは、両方の手のひらを握手させるようにして、石鹸

を泡立てる。石鹸がなかなか泡立たないときは石鹸用の目の細かいネットに入れるとよい。石鹸用のネットが見当たらない場合、みかんの網袋や、三角コーナー用のネットで代用することもできる。19世紀のウイーンで、ハンガリー出身の医学者イグナッツ・フィリップ・ゼンメルワイスは、

産科医が次亜塩素酸カルシウムで手を消毒することで産褥熱の発生を予防し産婦の死亡率を劇的に下げられる

のを発見した。この方法は当時の医学界に受け入れられなかったが、彼の死後数年して、ルイ・パスツールが細菌論を、ジョセフ・リスターが消毒法を確立し、広く認められるようになった。手洗い、手を洗うことは handwash, handwashing などと英訳されるのが一般的なようだ。これは珍しいことではないが当たり前のことでもない。例えばお湯は hot water 沸騰しているのであれば boiling water と訳され、日本語では1語で表現されるものが2語になるうえに状態によって言葉が異なる。手洗いは日

本語と英語で大体似たような感じに表現される言葉なのだ。ドアノブ、ゴミ袋、手すり、パスケース、つり革、誰かの衣服、スマートフォン、エレベーターのボタン、IDカード、ロッカーのダイヤル、手提げかばん、椅子、デスク、パソコン、マウス、手帳、ペン、硬貨、自動販売機、ペットボトル、コピー機、書類、クリップ、おしぼり、湯のみ、割りばし、皿、醤油さし、タッチパネル、コード、リモコン、名刺入れ、名刺、チョコレート。

今日、あなたの手が触れたものをよく思い出すこと

古いテノウオのプラスチックの表面にはすこしひっかき傷があり、すこし薄汚れていた。古いテノウオを玄関に置いたまま、あなたは洗面台の前に立った。

「おはようございます。よく眠れましたか」

とテノウオがいった。

手のひらの傷痕がいつもより存在感を増していた

それはもはや少しも痛みはしなかったし、あなた以外の人が観察したとしても気づかないくらい小さな傷痕なのだけれど、あなたはそれがそこにあることを片時も忘れたことはなかったし、手を洗うたびにそれがそこにあることを確認するのだった。石鹸"sapo"の名称が登場する最古の記述の一つはプリニウスの『博物誌』に見られ、

頭髪を赤く染めるための

ガリア人の発明として紹介されている。獣脂と灰から作られ、堅い物と液体の石鹸2種類がある。女性よりも男性に多く利用されていたという。見知らぬ人と握手をして、手を洗う。たくさんの人と握手したから、そのたびに何度も洗う。あなたが

これまでに出会った人を
あなたの手は覚え、忘れるのだ

あなたがこれまでにもっともたくさん書いた名前はきっとあなた自身の名前だ。

左手の手首を直角に曲げ
5本の指をできるだけ大きく開く

親指は空を、小指は地面を指す。この形を維持し、右手で粘土をこねる。現実の左手よりも少しだけ大きく、関節や血管が大きく盛り上がったその手と握手する。自宅から駅までの距離がいつもより長くも短くも感じられた。あなたは手をつなぎたくて何度も、手をつないでもいいかとたずねようとした。そのタイミングをうかがって、できるだけ自然に、その言葉を言えるように何度も、自分の手とその人の手を交互に見た。結局、言えなかったし、手をつなげなかった。あなたは家に帰りすぐにいつもと同じように手を洗った。あなたの手はセンサーに読み取られるだろう。

あなたの手が正しく洗われた手なのかどうかが

判別されるだろう。

Part 2

さらに新しい手洗いのために

生きとし生けるものすべてに
手洗いが必要なのか

「また手を洗っているの」

「そうだよ」

「血が出たの？」

「うん。でも、もし血が出てなくても手は洗うけど」

「なんで？」

「けがしたら、血が出なくても洗う」

「どうして？」

「ばい菌が入るから」

「ばい菌なんていないよ」

「いるよ。例えば、あなたに手を引っ搔かれて放っておくと、傷口が腫れるもの」

手洗いにとっての強敵と
つねに戦わないといけない
そうでないと手洗いを
実感できない

・・・・手がふたつないと洗いづらいっていうか・・・・でもふたつ以上ということであって・・・・・・・・・・・・・・・・・・みっつとかでもよい・・・・・・・・・でもできれば偶数の方がいいのかな・・・・・・・・・・・・・・・まず手をこすり合わせるということが・・・大事なんだろうと思います・・・・・・・・・・・・・・・・・いくつでもいいですよね・・・・・・・こすらないと結局なんていうのかな単に水を流してるだけ・・・・・・・・・・血に汚れたものを握りしめていると手が汚れたってことがはっきり分かる・・・・・・・・・・・・・・・・効率がいいのは両方の手を使うことです・・・・かまぼこのようなものが2枚あれば・・・・・・・・・・・すごく特殊な場所で例えば畑で・・・・・・・・まあそうするときれいにきれいにする殺菌をする・・・・・・・・殺せということですね・・・・・・・・・・・・・・人間行動すると何かは死んでいくというそれはもう必然的なわけです・・・・・・

手を洗う時にこれから手洗いをします
よみたいな運動というか挨拶というか、
ご飯を食べる前に日本人はいただきま
すと言うけど、これから洗いますって
ことを示すための、儀式とか挨拶みた
いなものを決めたらどうですかね

「私の手が汚れてるって言いたいの？」

「そうなっちゃうかな」

「この手はいつもきれいにしてるよ」

「最近、ろくに洗ってないでしょ。爪も伸びてるし」

「爪が伸びてるから手が汚れてるって、決めつけるのは良くないんじゃない」

「そりゃそうだけど、手が洗いにくいでしょ。爪が長いと」

「手の手入れには自信があるから」

「爪切ろうよ」

「やだよ。切ると爪が傷むんだって」

飛び跳ねて死ぬマンボウみたいなのは
必死の手洗いと同じ力を持っている

・・・・・・・野菜に泥がついてるとものすごく一生懸命洗って・・・・・・・・・野菜を
洗ったからついでに手も洗ったことになってるんだっていうふうに・・・・・・雑菌とかが
結構土にはついてる・・・・・・・・・・・・・生物が土の中にいっぱいいるので・・・・
・・・・・・・・仏像も手を合わせてますね・・・・・・・・・・・・・・・・・・・・・
・・手を合わせるってポーズはいいんだろうね・・・・・・・・・・・・・・・・・・・大
地と空だけが見えるようなそんな場所でひとりで・・・・・・・・・・・・・・・・・・・
・・・・・・・・・・・・・・・・・・・右から左にはそれとも左から右にどっちだったか
忘れちゃったけどエネルギーが通っていくのでそれがとてもいいと・・・・・・・・・・・
・・自分の手がなくなっていくっていうのかな・・・・・・・・・見えなくなっていく・・
・・・・・・・・・・・・・・・・・・・・・・・お金っていうのはとても汚いですよね
・・・・・・・・・・・・・・・・・・・・・単純にいろんな人の手を経ているから単純に
あの物理的なお金・・・・・・・・・・・・・手に穴が開いてそれがどんどん広がっていっ
て手がなくなっていく・・・・・

ゾンビってよく硫酸で溶かされている
ような気がするんで、ゾンビも硫酸が
ついちゃったら手は洗った方がいいで
すね

「……いつまで手を洗っているの」

「血が止まるまで」

「出てきた血を洗い落としてたらエンドレス出血するんじゃないの」

「案外止まるよ」

「そろそろ止まりそう？」

「もう少し。冷たい水で洗ってるから、血管が締まっていくんだよ。お湯で洗うとたくさん血が出続ける」

「ちょっと洗い過ぎじゃない」

「もう少しで終わるから」

「そうじゃなくて、洗う回数が増えたんじゃない？　最近何かにつけて手を洗うなと思って」

「必要なときに洗ってるだけだよ。手を洗う必要があることに、最近気がついたんだよ。毎回ごはんを作るときと、食べるときと、食べたあとと、トイレに行ったときと、職場に着いたときと、帰ったあとと、寝る前と、それから、手が冷えたときはお湯で洗って温めるね」

手洗いに向くのは生き物が育たないよ
うなきれいな水

・・・・・・・指の本数が名前になってる動物ってミツユビナマケモノくらいじゃないですか・・・・・・・・・水が貴重だとなかなか・・・・・・・・・・・・人間が能動的に世界と関わりを持とうとすると手を中心にならざるを得ない・・・・・・・・パソコンとかね何かキーボードを叩くその表面にいろんなものがついてるわけですね・・・・・・・・水がきれいかどうかっていうのはなかなかわからないわけだけれど・・・・・・例えば人間の脳が・・・・・・・・・・あと天気の問題・・・・・・雨の日はもう濡れてるしいいかって思う・・・・・・・・・・手が手で足が足なのは脳が上にあって・・・・・・スマホの画面とかつるつるしたものを触ると指紋が付く・・・・手と足の区別は重力に対してどっちにあるかということになるわけですね・・・・・・ミツユビナマケモノでしょ・・・・・指が三つあるからこんなの持ってるやつはミツユビナマケモノに違いないって・・・・・・

「今や手洗いは絶対的正義だから」

「そうかもしれないけど、そんなに洗わなくてもいいんじゃない？　手を洗う回数が多いからって正義の力が高まる訳でもないでしょうに」

「自分の中では高まるけど」

「世の中には手が洗いたくても洗えない人だっているんじゃないの」

「絶対いるね」

「確信に満ちた答えだ」

「手を洗うもんかって思ってる人もいるし、何となく手を洗いたくないなって思ってる人もいる。でも、それは、自分が手を洗わない理由にはならないから」

「手洗いが好きなの？」

「どちらかといえば好きだね。歯磨きより好き。お風呂よりは好きじゃないけど手間がかからないところは気に入ってる」

・・・・・たぶん動物はそんなこと考えないと思うんです・・・・・・・ナマケモノは可愛いけどどうやって目をこすったりしていいのかがわからない・・・・・・・・・その手を使ってものを食べる・・・・・・鼻を洗った方がいいと思うんですよ・・・・・・・・・・果物とか持って食べるわけだから・・・・・・・・動物から人に・・・・・・・・・爪が長いから手の甲のところでうまいことやってんだろうけど・・・・・・・・・・・・・・・・目に雑菌が入って困るんじゃないかな・・・・・・生きやすい世の中になってると思うんですね・・・・・・・・・・守りたいところがいくつかあるけど実は無防備だよね色んな期間の中で・・・・・・・・・・・・体内に取り込むってことがないっていうような状況・・・・・・・・・・人間が飲む水の量に比べるとかなり多いんじゃないかな・・・・・・・明日は親指を突き出して・・・・・・・・・いま自分の手はこんな状態になってるんだぞってことを・・・・・・・・・・・それが幸福ってことなんだと思いますよ・・・・・・・・・

ピースをしたまま手を洗って洗いにくい状態をキープしたほうが長く手を洗える

手洗いって本能に数えられてるのかな、
気付かないだけで体を清潔にしておき
たいっていう欲望は本能として持って
るのかね

「好きじゃないから歯磨きは1日2回しかしないの？」

「それは好き嫌いで決めてなくて、だから、自然に、手の方が洗わなくちゃいけない機会がどうしても多いんだよ」

「どうしてそんなことになっちゃったんだろうね。もっと手を洗わずに済んだら良かったのに」

「手を清潔にしておかないと」

「そもそも汚れるのがおかしいんだって。そんなに大きな、身体の中でもよく使う場所なら、すぐには汚れないような身体のつくりになれたら良かったのに」

「汚れにくいつくりにはなってると思うよ。それを超えて、たくさん使うから汚れるようになっちゃったんだよ」

「それなら、もう少し使わないようにすればいいのに」

「身体のどこかを集中して使い倒さないと生活しにくいんだよ。食事をするのも、あいさつをするのも、カギをかけるのも今じゃ複雑な動きが必要で、それで、身体のあちこちをいちいちバラバラに鍛えるよりは、複雑な動きは全部手に押し付けて生活するようにしたの」

「そんな生活はまちがっている」

「そうかもね。あなたの手は小さいね」

「手なんてこんなもんだよ」

「小さくて洗いやすそうな手」

「さわるな」

「ひどい」

「濡れた手で触るな」

「そうだね。また手を洗わなくちゃな」

「今ので？　また洗わなくちゃいけなくなったの？」

「あなたに触って清潔じゃなくなったからね。血は止まったから、今度はもっと短く洗うよ」

ひとりでエスカレーターに乗った日と
同じみたいに、あなたはこうやってひ
とりで手を洗うんだって教わった日が
あるはずなんだけれど

・・・・・・・・・・・普通の人間が日常的に繰り返し行なっている行為において使われる資源っていうの・・・・・・・自分の身内の人に悪いことした犯罪者の人に会った時に握手をしてその手をいつまで放っておくのかっていう話を・・・・・・・・・・・・・・私の状態っていうのは即ハッピーだっていうことね・・・・・自覚すると自然と笑みがこぼれてしまう・・・・・・・・そのコストを見積もって・・・・・・・私の隣にいる人も・・・・・・・・ハンカチで眠っちゃうみたいな・・・・・・・・・・・まぶたさえあれば人間は手で目を守る必要ないのかもしれない・・・・・・・・・・・・・・・・・・・気をつけをするところからどうしてもスタートするんですけれど・・・・・・果たしてそれが手洗いに本当にふさわしい姿勢なのか・・・・・・・・逆立ちをして手洗いは無理ですね・・・・・・・・日常的に生活をしていて手がこんな状態にあるなんていうのはとても不自然なことで・・・・・・・手で体重を支えているから手洗いはできない・・・・・宙吊りにしてもらう必要があるわけですね・・・・・・・・・

・・・・毒を持った動物がいて・・・・・・こういうトカゲみたいな・・・・その毒がある動物と触れ合っていくうちに・・・・・不利益を被ることがない日々が続いてしまうと・・・・・他人が私の手を洗ってくれないからっていう気持ちは割と強いですね・・・・・・・でもそれも運命と割り切って涙を流してね・・・・・・・泣いた後も手を洗わなくちゃいけない・・・・・できれば視覚的にはっきりした形でイメージを持つといいのかもしれません・・・・・・・・・・・・・・海の中でもきっときれいな水と汚い水が・・・・・・・・・・・・・・・・・・・クジラに寄生虫がびっしりとかマンボウにびっしりとか・・・・・・・・・・・・・・・・・・・・・・・・・パッケージとしての生き物っていうのは外敵からの攻撃から身を守るための手段というのをいろいろ常に模索していたわけだけれども・・・・・・・・・・・・・・・・外敵を認識するためのセンサを鍛えることと重要器官を守るっていう二つのことで成り立っていて・・・・・・・・・・・・・その痛みに無自覚であってはいけないでしょ・・・・・ダメージは連鎖して生じます・・・・・・・・・・・・・・・・どうしてもたくさんの破壊がいろんな場所で連鎖的に起こってるから・・・・・・・

手袋の中にきれいな消毒液をたくさん
入れておけば手を洗わなくても大丈夫

「手を洗ってる時間が無駄だと思ったことはないの」

「そういえば、ないね。手を洗うと何かを成し遂げた気分になるから」

「それはもう、なんというか手洗いに取り憑かれてるんじゃないの」

「そんなことないよ。好きで洗ってるんだから」

「思ってたんだけど、家に帰ってから手を洗うまでの時間が早過ぎるよ『ただいまーキュジャージャバジャバ今日はいっぱいメール打ったからジャバジャバ出金伝票をジャバジャバご飯は麺類にしてジャバジャバキュあー今日もがんばった』で、やっと部屋に入ってくるでしょ」

「部屋に入る前に手を洗えって世間では言われてるんだよ」

「せめて鞄くらい置いてからにしなよ。部屋に入って何か大惨事が起きてたらどうするのさ。窓ガラスが割れてるとか、タンスが倒れてるとか」

「それはもう、どろぼうに入られているから、手を洗うとか洗わないとかでどうにかなることじゃないね」

ご馳走を食べる前っていうのはすごく
手を洗わないといけない感じがします

・・・手を洗うことそのものを目的とすることはなかった・・・・・・・・・・いまはこどもの手を見ると汚れてるんじゃないかなって思ったりする・・・・・・大地が宿っているんです・・・・人工物の方がやっぱり消毒はしやすいから・・・・・・・・・・・・・海で手を洗うっていうのもね・・・・・・・その時馬たちは同じ方向を向いて走っています・・・・・・・・・・・・・生き物っていろんなものが左右対称についてるんだった目とか・・・・・・あなたがどんなに強く叫んだとしても・・・誰にも届かない声がある・・・・・・・・・・手に憎しみを抱いている者もいるかもしれない・・・・・・ピアノを弾いても手は汚れない・・・・・・・・・・・ピアノがきれいだと思ってるからなんだろうね・・・・・・・・・・生きてるものは基本的に汚いよ・・・・・・

「手洗いの力を持ってしても、どうにもならない」

「その言い方だと帰ってすぐに手を洗った方がワンチャンあるように聞こえるけど」

「とにかく、私に直接会って、ただいましてから手を洗えって言いたいの」

「そんな、手洗いなんて30秒かそこらしかかからないのに。ちょっとくらい待っててよ」

「本当に30秒で私のところまで来るんだったら待ってるよ。でも、前に手だけ洗って、部屋に入らずにまた外に出ていったことがあったでしょ」

「あったっけ?」

「あったよ。帰ってきて、手を洗って、なぜか外に出て行って、帰ってきてまた洗ってたことがあったって」

「ああ、手を洗ってたら『自転車に空気入れなきゃ』って思って。手を洗ってるといろいろ思い出すんだよね。それで、空気入れたら、あの黒い油で手がベタベタしちゃって」

「それでか。あの時の手、変なにおいがすると思ったんだよ」

「手を洗っても、においまではなかなか取れないから」

「においも取れない、どろぼうもやっつけられない手洗いに果たして正義があるのですか」

・・・・・・・・・・・・・・・・その犬の首輪と・・・・・・・・・・・・・・・・・・・・・お骨拾いみたいに・・・・・・・望んで結ばれた紐です・・・・・・・・・・・・・・・・拍手をすると飛び散るかどうか・・・・・・・・・・・古代エジプトにはミイラがたくさん作られたが・・・死体処理で感染して人が亡くなるということは多かったのだろうか・・・・・・・・・・・医療現場とかではゴムの手袋をするだけですからね・・・・・・・霊的な存在は・・・・・・・手袋を取ってその手を再生できる・・・・・・・・・・・・・・・左から2番目のこどもは裏切り者で後ろめたいことがあるから他のこどもたちとは違う方向を向いている・・・・・・・・・・・・・・・・靴を履き始めた途端に足の指っていうのは退化していって何の役にも立たなくなる・・・・・・・・・・・・・・・・触手みたいのが一番いいんじゃないかなあ・・・・・・・・湿ってヌメヌメしてて表面を常に液体が循環しているから・・・・・・・・・・・・・・・ガラスケースの中に敷き詰められている・・・・ケーキは食べるのにフォークを使えばいいので・・・安全な食べ物である・・・・・

夢の中で手を洗うことは
あまりない

「きれいに洗っても洗剤？　石鹸？　なんか嫌な草のにおいがするんだよ」

「スペアミントの香りだね」

「あなたは洗ってないときの手がいちばん良いにおいがするよ。もう手を洗うのなんてやめなよ。寒くなってから手洗いのせいであかぎれができてるのだって、知ってるんだから」

「それでも手洗いは良いもんだよ。あなたももっと手を洗ってみればいいのに」

「やだよ」

「どうして手洗いをそんなに憎んでいるの」

「水に手をつけるのが嫌だから」

「嘘だー。この前、氷水を触りながら、何だかよくわからないけど、遊んでるみたいなの見たよ」

「手洗いをすると、自分が、――あなたもだけど、減るような気がして嫌なの。自分の一番外側を剝がされるような気がして」

「手洗いってそういうものだから。大丈夫だって、表面がきれいになるだけなんだから」

「それって、地球の大部分はマントルと核なんだから地殻のことなんてどうでも良いって言うようなものでしょ。地表やそれを取り囲む大気があっての地球なのに」

「地殻がどうでも良いとは言わないよ。地球も手のひらも表面をずっと一定に保つことはできないんだから、せめて自分にとって好ましい変化を起こそうとしてるの。地球だって何回も地表に大変なことが起きたみたいで、大量絶滅を繰り返してきたでしょ。大きな外からの力で変容させられるなら、好ましい方向に向かいたいと思わない？」

「好ましい変化の方向なんて、何を基準にするかによって変わるものでしょう。それに、大量絶滅の原因は隕石の衝突のような外的要因も有力だけど、火山の大噴火だって考えられるでしょ。私は外側から変えられるより、内側から変わっていきたい」

「ああ、この話し方は止めよう。手洗いを何かに例えるのは止める。手洗いを、綿アメを洗うことに例えたとして」

「綿アメがもったいない！」

でも不幸になるんだったら手を洗わな
い方がいいいね

寝てるだけでも手が汚れていくって思
うんだから、やっぱり生きている以上、
手を洗いたいっていう欲望が出てくる
のかも

完全に真っ黒にどろどろにしてから
夜に手を洗う
朝に手を洗う
あなたはあなたの手を水で洗い続ける
本当に飛んでいるの
無数の光が
燃える光が
寝ているうちに手が汚れていくような気がする
その光を目指して
空高く舞い上がっていく
あなたは手のひらの感覚を常に
一定に保ちたい

「すぐに、そういう方向に話が行っちゃって。本当は綿アメの別の側面、すごく短い時間しか洗えないことを例えたくて綿アメを持ち出してきたとしても、すぐに訳のわからない話の方向に行ってしまう。手洗いについて話すのに、例え話は必要ないよ。手洗いを手洗いのままで、過不足なく説明して話し合うのは、そんなに難しいことじゃないでしょう。本当に手洗いのことをよく考えて、想像力を働かせることができれば」

「そう言われると、私は今まで真剣に手洗いについて考えたことはなかったね。あなたはずいぶん手洗いについて考えてきたんだね」

「いや、実を言うとここまで考えたことはなかったよ。今、一生分手洗いについて考えた気がする」

「じゃあもう、手洗いについて思い残したことはないね」

「そんなこともないよ。自分の手洗いについては考えたから、これからはあなたの手洗いについて考えることにする。あなたが手を洗うことについて」

手洗いがいいものだと思うのは人間的
な気持ちだった

普段はね、そんなに人の味方じゃない
のだけれど、手洗いが好きということ
は、人間の味方をしているようなもの
な気がする

走る前に両手を地面につく
手の感覚が大事だから
額を拭ったり
草木を怒った顔で見つめて
自制心は弱まっている
みんなが前を見ている
あなたとあなたの隣の人だけが横を向いて
同じ踊りを踊ろうとするけれど
その踊りはとても難しいので
決して振り付けが揃うことはない

・・・・・・・集団手洗いの時代がやってくる・・・・・・・・・・・・・・・・・・・・
・これからは手洗いパーティーみたいにみんながどうしても強制的に手を洗っているんだっ
ていうふうにしていかないと・・・・・・・・・・・・・・・・手洗いは今のところひとり
でするようなものになっているから・・・・・・・・・・あんまり人がしているかどうかっ
てことに・・・・気が払われては来なかった・・・・・それはまあお祭りとかかもしれない
けれど・・・・・・・・相互観察されているっていうことだね・・・・・・・・・重要な位
置を占めない・・・・・・バラバラの・・・・同じような行為をできないくらい・・・・・
・・・・・・・・・・・・・洗うものと洗われるものは非対称なんです・・・・・思えばあ
れが人生最後の手洗いだったっていうことはあるのかな・・・・・・私たちはいま楽しんで
るんだよ・・・・・・・・・・秘密で手を洗っていたのかな・・・・・

「私は手を洗わないよ。だから、手洗いについて考えることもないし、残念だけどこれ以上あなたと手洗いについて話し合えることもないと思う」

「あなたがどうするかじゃなくて、私があなたの手洗いについて勝手に考えるって言っているの」

「迷惑です」

「あなたにとって、きれいな、素晴らしい手の洗い方を考えるよ」

「人生を全部使っても、そんな手洗いが見つかるとは思えないけど」

「いつかあなたの手を洗わせてよ」

「あなたが、私の手を洗うの？」

「そうしたら、もっとあなたにとって良い手の洗い方についてわかる気がするし、あなたは手洗いについて考えるでしょ」

「そんなことしたら引っ掻いてやるから」

「じゃあ、また手を洗わないとね」

付記——共同制作の方法

本書に収録された作品はＴＯＬＴＡが２０１８年に開始した共同制作の手法を用いて制作されている。主要なプロセスは次の２点である。

1．複数の参加者から素材となる言葉を集める。
2．集めた言葉を構成し、編集する。

同様の手法を使い、ＴＯＬＴＡはこれまで詩集『この宇宙以外の場所』（２０１８）『閑散として、きょうの街はひとときわあかるい』（２０２０）インスタレーション『漠然とした夢の雲』（２０１９、東京都現代美術館「あそびのじかん」展）を制作した。本書の「Part1 新しい手洗いのために」「Part2 さらに新しい手洗いのために」は以下の素材によって作られている。

「Part1 新しい手洗いのために」

A ＴＯＬＴＡメンバー4人で共有したインターネット上のファイルに、メンバーそれぞれが「手を洗うこと」に関し考察した事柄を毎日入力することによって得られたテキスト群（入力期間：２０２０年9月10日～10月16日）。入力したテキストは即座に匿名化される。

B 書き下ろし短篇小説「テノウオ」（作者：河野聡子）

「Part2 さらに新しい手洗いのために」

C 「手」「手洗い」に関連する画像が1分おきに表示されるパソコン画面を見ながら、「手を洗うこと」についてTOLTAメンバー全員で60分間同時に話し、その音声をテキスト化したもの。音声収録はインターネットを利用して遠隔で行う。他のメンバーが話した言葉は聞こえないが、一部は匿名の字幕としてパソコン画面に表示され、リアルタイムで共有された。

D 書き下ろし戯曲「猫とこれからの手洗い」(作者:関口文子)

河野聡子、佐次田哲、関口文子、山田亮太の4人からなるヴァーバル・アート・ユニット。2006年発足。詩を中心とした言語作品の多様なあり方を探求し、出版物のほか「言葉」との関わりを軸にしたインスタレーション・パフォーマンスを制作する。また多数の詩人、短歌・俳句・音楽・演劇等、他ジャンルのアーティストを巻き込んだプロジェクトを実施。主な刊行物に『TOLTA』1〜5および詩集『この宇宙以外の場所』(TOLTA6)『閑散として、きょうの街はひときわあかるい』、パロディ教科書『トルタの国語』シリーズ、アンソロジー詩集『現代詩100周年』。主なインスタレーションに「ポジティブな呪いのつみき—ダダでない、ダダでなくない展」(ダダ100周年フェスティバル+SPIRAL GALLERY VOLTAIRE/2016)「質問があります」(アーツ前橋×前橋文学館「ヒックリコ ガックリコ 言葉の生まれる場所」展/2017-2018)「ポジティブな呪いのつみき 2019」「漠然とした夢の雲」「ロボとヒコーキ」(東京都現代美術館「あそびのじかん」展/2019)。主なパフォーマンス作品に「代替エネルギー推進デモ」(2011、2017)「スペクトラム・ダダ・ナイト」(ダダ100周年フェスティバル+SPIRAL GALLERY VOLTAIRE/2016)など。

TOLTA
（トルタ）

河野聡子(こうの さとこ)/TOLTA代表。詩人、書評家。詩集に『時計一族』(思潮社)、『やねとふね』(マイナビ出版)、『地上で起きた出来事はぜんぶここからみている』(いぬのせなか座)ほか。

佐次田哲(さしだ さとし)/エンジニア。自動詩作プログラム「詩作くん」や会話ロボット「トルタロボ・トーク」等を制作する。

関口文子(せきぐち ふみこ)/俳優・劇作家。主な作・演出作品に「余生のはじまり」「傘の確率」。

山田亮太(やまだ りょうた)/詩人。詩集に『ジャイアントフィールド』(思潮社)、『オバマ・グーグル』(思潮社、小熊秀雄賞)。

61ページの「平家物語」の引用は https://santalab.exblog.jp/19949341/ に拠りました。

本書は、２０２０年11月にＴＯＬＴＡにより刊行された冊子『新しい手洗いのために』を加筆修正し、「はじめに」、書き下ろし詩篇「さらに新しい手洗いのために」「付記」を加えたものです。

新《あたら》しい手洗《てあら》いのために

2021年4月25日　初版第1刷発行

著者　TOLTA《トルタ》

発行者　北野太一

発行所　素粒社
〒184-0002
東京都小金井市梶野町1-2-36　KO-TO R-04
TEL:0422-77-4020　FAX:042-633-0979
http://soryusha.co.jp/
info@soryusha.co.jp

ブックデザイン　駒井和彬（こまゐ図考室）

印刷・製本　創栄図書印刷株式会社

ISBN978-4-910413-03-7　C0092